EDELVIVES BAULA

ALBADES

La iaia és una segrestadora

Elisabet Roig

Il·lustracions
Àngels Ruiz

1

Aquesta nit el vent pica amb força els porticons del balcó.

Em desperte molt espantada. He tingut un malson. Crits horrorosos que vénen d'algun lloc proper se'm fiquen per les orelles. És possible que un crit es fique per l'orella? Ara no ve al cas. L'important és que estic morta de por i em pose a cridar jo també.

La mare i el pare vénen corrents. El pare és més ràpid. Sempre porta la samarreta del pijama mig apujada i se li veu la panxa. Té la panxa redona com el coixinet de la saleta d'estar. La mare tarda uns segons més. Va mig somnàmbula a aquestes hores de la nit. Es va donant colps contra les parets sense adonar-se'n. Com que és miop, crec que no s'hi veu massa bé.

—Ei, Sara, Sara, estàs bé? —criden els dos, amb veu de robot.

Ara que estic desperta del tot, la por ja m'ha passat. Mire al voltant i veig les coses de sempre a l'habitació. Els meus dibuixos. Les meues fotos. Els còmics de Mac Morland. La bici. La planta de plàstic. A fora fa vent, molt de vent.

—Crec que he tingut un malson —dic, amb una veu tan dolça que se m'enganxa la llengua al paladar.

La mare s'asseu a la vora del llit i em fa una carícia. El pare tracta d'ajustar les portes del balcó.

—És el vent. Intenta dormir de nou, que no passa res. Vols lleteta?

Faig que no amb el cap. Lleteta? A aquestes hores? Potser em menjaria unes quantes galetes de xocolata de les que tinc amagades a la bossa de l'escola, però la lleteta no em ve gens de gust. Acompanye el gest amb una mirada de tendresa infinita. Els pares em somriuen amb amor i tornen al llit. Sent que parlen en la llunyania i, un moment després, el pare ronca.

Continue desperta i estirada al llit. El vent sona fora i sembla que cride. És possible que el vent cride? Ara no ve al cas, però el que és segur és que he sentit algú cridar. He sentit crits. I el vent, que jo sàpia, no crida. I si no crida, això vol dir que els crits que he sentit eren d'una altra cosa. Una cosa viva.

Qui pot cridar a mitjan nit d'una manera tan escandalosa que em desperte? M'he posat dreta i descalça. Sort que la mare dorm. El terra està gelat però ni me n'adone. Camine cap al balcó i trac el nas per darrere de les cortines. L'ombra de la planta de plàstic produeix una silueta fantasmagòrica damunt dels meus llençols. Però jo ara ja no tinc por.

Fora, no s'hi veu res. El carrer està buit. De sobte tinc la sensació que alguna cosa se m'escapa. I, ràpidament, clave la vista en l'edifici d'enfront.

—Que estrany... —comente en veu alta, com fa Mac Morland, el detectiu privat.

I és que m'ha semblat veure llum durant una mil·lèsima de segon a la casa de la iaia.

La iaia Tereseta viu al davant nostre, en un pis vell i atrotinat molt gran i molt ple de coses. Però les iaies, que jo sàpia, a aquestes hores ja dormen, com les nenes. Aleshores, com és possible que haja vist un llum encés a sa casa?

Potser ella també ha sentit els crits i s'ha alçat a mirar, com jo.

O potser era ella qui cridava...

No estic segura de res. És possible que una iaia cride tan fort que jo la senta des de l'edifici d'enfront? Demà, quan isca d'escola, aniré a visitar-la i li preguntaré totes aquestes coses.

2

Em dic Sara i tinc deu anys. Bé, en realitat és com si en tinguera quasi onze, però faig anys el 31 de desembre. Ep! Però això no vol dir res de roín. Sóc la més alta de la classe. Per això, sóc una persona important. Perquè sóc fins i tot més alta que els xiquets, tot i haver nascut l'últim dia de l'any.

A l'escola m'ho passe bé. Els mestres no estan malament. La de gimnàstica és la que m'agrada menys. Ella voldria que fóra la millor jugadora de l'equip de bàsquet perquè sóc alta. El problema és que sóc molt negada per als esports i sempre perd la pilota.

A mi el que m'agrada és investigar els misteris de l'escola, com fa l'inigualable Mac Morland, el dels còmics i els dibuixos de dissabte. Algun misteri, de tant en tant, sí que resolc: la desaparició de les croquetes de bacallà, el pispa del mapa de rius, la pèrdua del jersei de la Nela, el trencament de les ulleres de la mestra de llengua... En fi. Casos importants que resolc com una professional en la matèria.

Jo ja sé que d'investigadors de la meua edat n'hi ha a muntó i que no sóc massa original. La mare em compra llibres de xiquetes que investiguen coses i es fan superfamoses al barri. Jo sóc més discreta. Ho faig perquè no sé estar-me quieta i necessite ocupar el temps en alguna cosa que sàpia fer bé, no com el bàsquet.

La Lluc, la mestra de medi, algunes vegades em dóna un colp de mà en les meues investigacions. La Lluc és una xica del camp que fa classes a la meua ciutat. Alguna volta ens ha explicat que ací viu en un pis molt menudet amb persones de tota mena, però que al seu poble la seua família té molts terrenys i una casa enorme. A ella li encanten la natura i els animals i li agradaria viure en els seus terrenys i estudiar les plantes.

Avui li he explicat a la Lluc el que va passar anit. Ella no li dóna importància.

—Ho deus haver somiat i ja està. No ho penses més.

Però no puc deixar de pensar en això. Quan isc de l'escola li demane a l'Arnau que m'acompanye a casa de la iaia. L'Arnau primer ha de passar per casa seua a arreplegar el Pelut, el seu gos enorme i manso, i traure'l a passejar. És possible que un gos siga tan gran i tan avorrit com aquest? Bé, ara no ve al cas, però el Pelut és el rei del sofà: quan ell dorm, la resta de la família ha de seure en cadires. És un gandul.

El Pelut fa cara de no voler passejar quan l'Arnau li estira la corretja. I és que avui encara fa vent i a sa casa segur que s'hi està millor. Li faig unes festes i el gos em mira amb cara de súplica.

—Va, vinga, Pelut! Però si només anem a fer una volta! Has d'estirar les potes, amic!

El gos rondina i seguim caminant. L'Arnau és el més llest de la classe i també és el meu millor amic. Jo vaig nàixer just dos mesos després que ell i des d'aleshores sempre estem junts com si fórem germans. Els seus pares són molt amics dels meus i sovint vaig a casa seua a dormir i d'altres vegades ell ve a la meua. Moltes voltes també passem les vacances plegats tots sis. Bé, els set: el Pelut també ve.

L'Arnau té els cabells molt negres i molt arrissats i les xiquetes de la classe volen ser nòvies d'ell.

—Ja hem arribat!

Pique a l'intèrfon i esperem els tres en silenci. Unes fulles aterren damunt del cap del Pelut, que

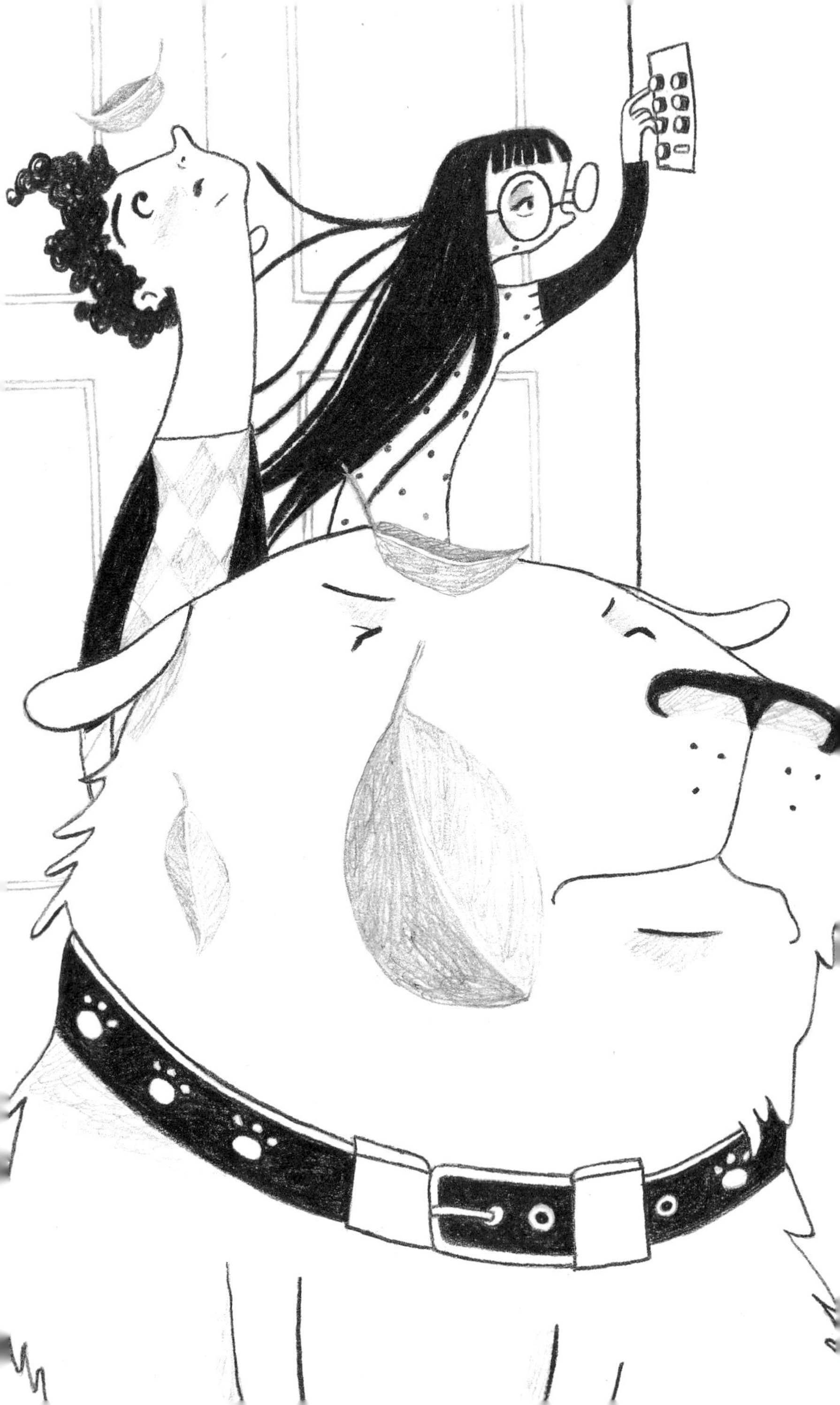

protesta. La iaia tarda molt a respondre i, quan ja estem a punt d'anar-nos-en, li sentim la veueta.

—Qui és?

—Iaia! Que sóc la Sara! Obri!

Hi ha un moment de silenci que em crida l'atenció. L'Arnau no ho ha notat, perquè intenta espolsar-li les fulles al Pelut, que torna a rondinar perquè se'n vol anar.

—Iaia?

Aleshores sona el clec de la porta i passem tots tres. El gos canvia d'actitud i entra encantat a la porteria, perquè allí es troba calentó.

Mentre esperem l'ascensor li dic a l'Arnau:

—És possible que la iaia haja tardat una mica més del normal a obrir?

—Devia estar fent alguna cosa. El sopar.

El sopar? La iaia Tereseta no té massa traça a la cuina. I tampoc fa ganxet ni altres coses que fan les iaies dels amics. Ella llegeix molts llibres i es connecta a Internet. Potser estava fent un xat amb alguna amiga.

—Hola, reis —ens saluda des del llindar de la porta, però no ens convida a passar.

—Iaia! Com va? Venim a visitar-te!

—Ah, sí, sí. Hola. Bé, bé, tot bé.

Però la iaia no es mou de la porta. L'Arnau, el Pelut i jo esperem.

—Com ha anat l'escola?

Responem mastegant paraules. La iaia continua sense deixar-nos entrar. És possible que la iaia no vulga que entrem a sa casa?

El Pelut s'ha assegut al terra del replà i vol dormir. Jo em pose de puntetes, com una espia, i mire cap a dins del pis. La iaia és més ràpida que jo i també es posa de puntetes. Com que també és alta com un sant Pau, m'impedeix de veure-hi res.

—Iaia, et trobes bé?

—I tant! Per què m'ho preguntes?

—És que ahir em va paréixer que tenies el llum encés de matinada i vaig sentir crits i...

—Jo? Ah! No, no, jo no devia ser. Voleu berenar?

Fem que sí amb el cap, però, per a sorpresa nostra, en lloc de convidar-nos a passar, es fica ella sola en el pis i tanca la porta. Passen tres minuts, torna a obrir la porta, i treu uns panets amb Nocilla mig embolicats amb paper de plata i unes galetes per al Pelut.

—Apa, reis. Aquí teniu. Passeu una bona vesprada i abrigueu-vos bé, que fa molt de vent!

Ens planta un bes a cada galta i, amb una lleugera però ferma empenta a l'esquena, ens despatxa.

L'Arnau ja puja a l'ascensor mig mastegant el panet, però jo m'he quedat de pasta de moniato. Ací en passa alguna de grossa!

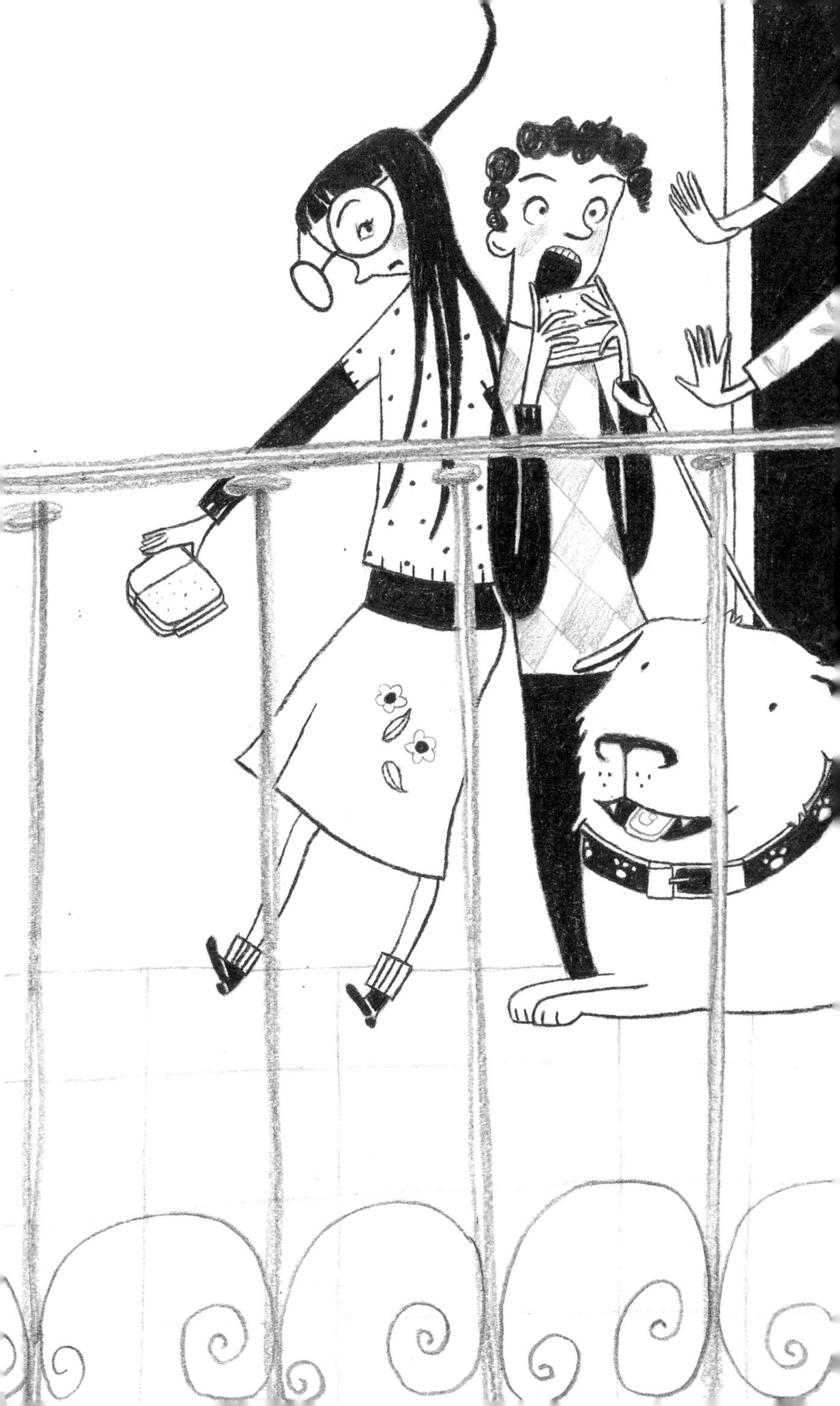

3

Durant la nit no puc dormir. Estic tot el temps pendent per si torne a sentir crits. Alhora, m'agradaria poder-me estar davant del balcó, traient el nas entre les cortines, per doctorejar si hi ha llum a casa de la iaia. Però fa massa fred. Quin desastre! Em passe deu minuts alçada, amb tres jerseis al damunt i uns calcetins gruixuts als peus, però de seguida me n'he de tornar al llit. Aleshores se m'acut una idea.

—Mama! Mamaaaa! —cride amb pena i desesperació.

La mare arriba pegant-se colps contra les parets i amb els ulls mig tancats. Els cabells se li han enganxat al front.

—Què passa, bonica?

—Tinc fred. Vull lleteta.

La mare fa cara de cansament i de no tindre gens ni mica de ganes de preparar-me la lleteta.

—D'acord, filla. A veure si així dorms millor.

En deu minuts ja se n'ha tornat a la seua habitació i jo estic fent guàrdia davant del balcó, ben abrigada i amb la tassa calenta entre les mans. La flaireta del Cola-Cao em fa vindre gana de debò.

Cap allà la una de la matinada, quan ja m'he llegit cinc voltes tots els còmics de Mac Morland que tinc i la llet està més freda que el gel, un llum s'encén al pis de la iaia Tereseta. M'amague darrere de les cortines i espie.

De moment no veig res de res, només llum. No sent res, tampoc. No hi ha crits. El vent s'ha calmat. És possible que el vent es calme, com una persona? Bé, ara això no ve al cas. Estic molt nerviosa, esperant el que ha de passar. Cada vegada m'acoste més al vidre i tinc el nas completament gelat. Esternude. Ups! Espere que els pares no m'hagen sentit!

Aleshores em fixe en unes siluetes que es veuen a través de la finestra de la iaia. Hi ha dues persones al seu menjador. Una d'elles segur que és la iaia. Li reconeixeria la forma a tot arreu: és una dona molt alta i corpulenta que porta els cabells de punta. Molt actuals, com diu ella.

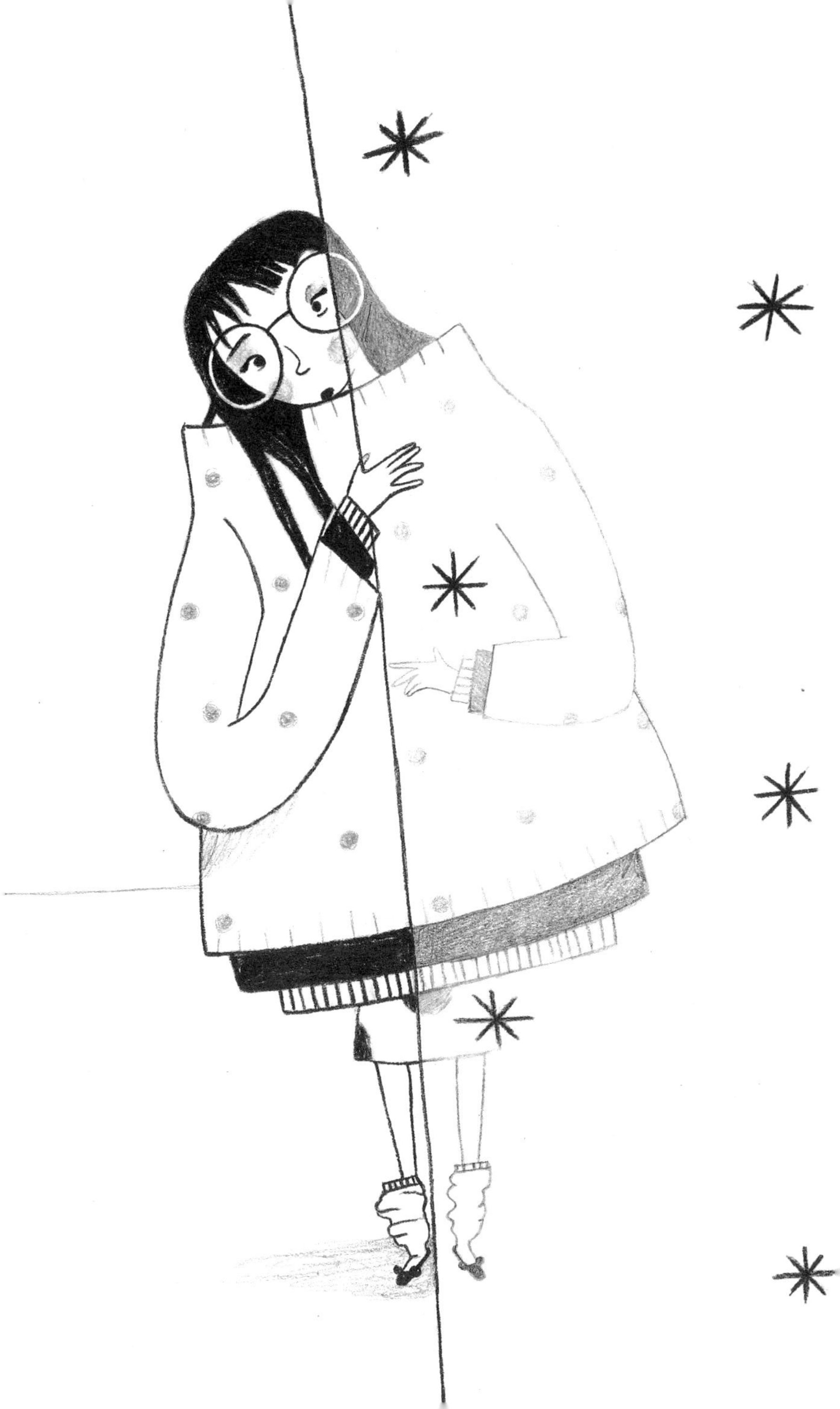

Al costat de la iaia hi ha algú altre. No es veuen bé. Sembla que parlen. Estan drets molt a prop de la finestra. Comence a tremolar pel fred. Tinc els braços mig adormits. Demà, a gimnàstica, seré incapaç de córrer ni cinc metres...

En aquell moment succeeix una cosa important. És tan important que note com m'estic aguantant la respiració i, quan passen uns segons, gairebé m'ofegue. La iaia Tereseta ha obert la finestra i està mig abocada al carrer, assenyalant alguna cosa. Al seu costat, s'hi ha col·locat algú. M'hi fixe moltíssim, faig els ulls prims com si fóra xinesa.

—No pot ser! —se m'escapa sense voler. I tusc, per dissimular, perquè com m'enganxe la mare a aquestes hores amb aquest fred, desperta i mirant pel balcó, em castiga tota l'eternitat.

Torne a fixar la vista i confirme l'evidència: la iaia i un senyor, un senyor alt i ben plantat, miren junts el carrer des de la finestra del pis de la iaia. És possible que la iaia tinga un nòvio secret?

4

—Les iaies no tenen nòvios.

És la rotunda afirmació que fa l'Arnau a l'hora del pati. Jo tinc una son que em caic d'esquena, però per sort no m'he refredat. Compartim un entrepà de pernil i formatge que està boníssim.

—Doncs jo ho vaig veure ben clar. Un senyor i la iaia a la finestra, com dos pardalets.

L'Arnau no diu res. Jo pense a mil per hora. La iaia té un nòvio i no vol que ho sàpia ningú. Per això no ens va deixar entrar a sa casa. Però, i els crits? No pareixien crits de felicitat. Eren crits forts, i molts crits. És possible que la iaia tinga més d'un nòvio i es barallaren per ella?

El matí se'm fa llarguíssim. Al migdia dine amb la mare a casa. Em mira encuriosida perquè es pensa que estic agafant un refredat. Quan estic a punt de tornar a l'escola, m'agafa del braç.

—Sara, filla, estàs bé? No fas bona cara avui... Per què no et quedes a casa i descanses? Podria dirli a la iaia Tereseta que vinguera a cuidar de tu avui i...

No la deixe acabar de l'emoció.

—Sí, mama, sí, sí, sí, sí, sí! La iaia!

Ara em mira amb cara de sospita. Jo pose una magnífica expressió de malaltia.

—Encara que... —comença a dir perillosament.

—Mama, estic cansadíssima —això és del tot cert—. Necessite que vinga la iaia, va...

Finalment, la mare crida la iaia i aquesta sembla que es fa pregar, perquè es tiren vora deu minuts al telèfon. Jo estic tan nerviosa que explotaré. Sent que penja i torna al menjador.

—La iaia arribarà en cinc minuts. Jo me'n torne a la faena. Vés al sofà i tapa't amb la manta. La iaia et farà un got de llet i podràs dormir.

Li dic adéu amb el més angelical de tots els meus somriures i se'n va. Quan arriba la iaia me la menge a besades.

—Però, a veure, reina, tu no estàs malalta! Ai, mare, i a mi que no em va massa bé estar-me tota la

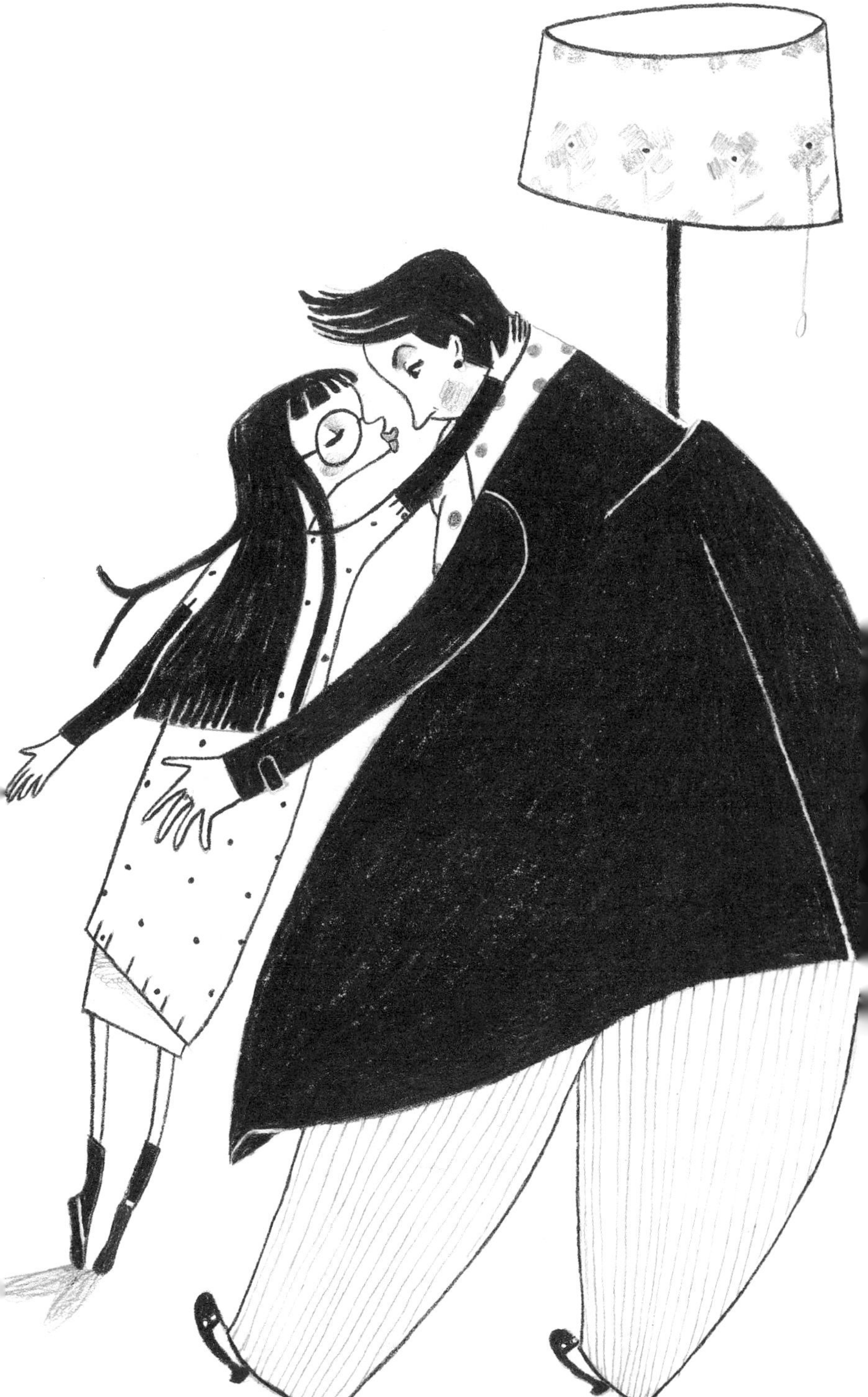

vesprada ací... Va, va, estira't al sofà, Sara. Tens mal de cap?

Estic a punt de fer-li un interrogatori en tota regla, però me n'he d'aguantar les ganes. El que finalment decidisc fer no és massa assenyat, de fet no ho és gens, però és absolutament necessari per a la meua investigació. Quan la iaia se'n va al lavabo, li agafe la bossa i li regire les butxaques. No hi té res de sospitós, només coses de iaia: pastilles, un diari, un iPod, mocadors, un USB, un perfum de mostra, un bolígraf, una agendeta... Una agendeta!

L'òbric de pressa, abans que torne, però no sóc capaç de trobar-hi res d'important. Fins que, en un full cap al final, molt apartat de la resta de números, trobe escrit en retolador roig i ben remarcat un número de telèfon.

Ja estic marcant el número quan de sobte sent la cadena del vàter. Em queda una rentada de mans per assabentar-me d'on estic telefonant.

—La selva verda, bon dia. En què el puc ajudar?

I penge.

—Nena, què fas amb el telèfon?

—Res, és per si em telefona l'Arnau, i jo...

—Vinga, deixa, deixa el telèfon. Si telefona l'Arnau ja l'agafaré jo i li explicaré el que et passa. Va, dorm una mica.

La selva verda. La selva verda! Què caram és la selva verda? Un restaurant? Un hotel? Una sala de ball? Aix, mareta, no podré aguantar-me més i hauré de preguntar-li alguna cosa... Però no. En Mac Morland no sucumbiria mai als seus desitjos, mai cometria un error així. He de ser prudent com ell! He d'esbrinar-ho jo a soles.

En realitat, tinc molta son de veres. I com que no puc fer res més de moment, crec que és millor que dorma. Ai, és que caic de son. Quina son... «Mmm, zzzz...»

5

És possible que m'haja quedat adormida una hora sencera? Ai, sent veus. Una veu. Algú parla fluixet. On és la iaia?

La iaia s'ha tancat al despatx i parla amb algú per telèfon. He arribat de puntetes fins a la porta tancada i hi he enganxat l'orella.

—Sí, sí. No. És clar. Uf. Però... Alguna cosa haurem de fer. No els podré amagar massa temps. Amb compte, vés amb compte. D'acord. Sí. No. Perfecte. Adéu.

Però quan diu adéu, obri la porta alhora i em troba palplantada allà mateix. Parlava pel telèfon sense fil.

—Sara, què fas ací? —la seua cara és de preocupació. L'estudie en silenci—. Sara, que em sents?

—Iaia, m'acabe de despertar i em trobe la mar de bé. Puc anar a veure l'Arnau?

—Ni parlar-ne. Avui has de fer repòs.

Quan el pare torna de treballar, la iaia Tereseta desapareix ràpida com un llamp. M'agradaria seguir-la, però és impossible. El pare està consultant unes coses a Internet i, en un moment que s'alça, m'instal·le davant de l'ordinador i pose en el cercador: «LA SELVA VERDA».

I apareixen tantes pàgines que em desanime.

Aleshores piquen a la porta i són l'Arnau i el Pelut, que vénen de visita. El Pelut s'acomoda als peus del meu pare, que ha tornat a l'ordinador. Explique en veu baixa a l'Arnau tots els esdeveniments de la vesprada. I ell també té coses a dir-me.

—Jo m'acabe de trobar ta iaia al súper. Ma mare ha anat a saludar-la i la teua iaia estava raríssima.

—Raríssima per què? —he obert els ulls com plats.

—Perquè semblava que tenia molta pressa i anava molt carregada.

—Carregada? Què carregava?

—No ho sé, ho duia tot ficat en el seu carret. Però devia pesar molt, perquè les dones del súper l'han haguda d'ajudar a estirar-lo.

—Arnau. Tot això és molt misteriós.

La mare arriba mitja hora després i porta còmics i caramels per als dos. L'Arnau obre un còmic de Mac Morland i se'l llegeix sense dir ni piu, amb la boca mig oberta. Jo no tinc ganes ni tan sols de llegir les històries del meu heroi. Em sent atrapada a casa meua. Tinc un embolic terrible al cap i voldria poder-me escapolir a casa de la iaia Tereseta i ficar-m'hi dins pel badall de la porta.

Just en aquell moment, el Pelut mossega la bossa de plàstic que conté els còmics, i l'olora. Es veu que sap que hi havia caramels i té ganes de fer el golafre. Però a la bossa no queden caramels, i com que és una mica talòs, se li fa un nuc al morro i comença a rondinar. M'alce i li estire la bossa.

—Va, Pelut, dóna'm la bossa, que pots prendre mal!

Jo l'estire cap a mi i el gos l'estira cap a ell. Finalment, el plàstic cedeix i es trenca, i ixen volant pels aires tres papers de publicitat que la mare havia ficat al cul de la bossa.

N'agafe un i li'l plante a l'Arnau davant del nas. És evident que tinc una tremolor important al braç que el subjecta.

—Què és això?

—Llegeix, de pressa! —dic amb un fil de veu. És possible que la veu es faça prima com un fil fins a desaparéixer? Ara no ve al cas, perquè la meua descoberta és molt més important.

«La selva verda. El paradís de les aus. Troba els exemplars d'ocells més exòtics que et pugues imaginar a uns preus per riure.»

I baix, una adreça de tres carrers més enllà.

6

Al dia següent m'acoste a la Lluc, la profe de medi. Em mira encuriosida. Jo crec que sap que passa alguna cosa molt greu.

—A veure, Sara, quina una en portes de cap?

Ja sé que potser no hauria d'explicar-li tots els meus dubtes, però de vegades una bona investigadora no pot treballar sola i ha de recórrer a l'ajuda de còmplices molt valuosos. La Lluc n'és una. Al cap i a la fi, què millor que una mestra de coneixement del medi per saber coses sobre una botiga d'ocells que es diu La selva verda?

—Mmmh. Lluc, mira. Una cosa... A veure.

—A veure —ella somriu d'orella a orella. Sempre és molt amable.

—Tu coneixes una botiga que es diu La selva verda?

Gira els ulls, recordant, i aleshores es recolza a la taula, damunt de la pila de treballs sobre els insectes que li vam entregar la setmana passada.

—Ah, sí. La botiga d'ocells. Sí, l'han obert fa poc. Per què m'ho preguntes?

—Mmmmh —no sé com plantejar-li el dubte i m'arrisque—: Per què creus que una iaia aniria a una botiga d'ocells?

—Una iaia? —els ulls se li il·luminen i torna a somriure. Té les dues pales del davant separades—. Supose que hi aniria a comprar-se un parell de periquitos o un canari que li faça companyia. A les persones grans els agraden molt els ocells i els fan criar.

Que els fan criar? La iaia no sap fer ni un plat de macarrons amb tonyina i ha de fer criar un parell de periquitos? A veure, supose que tampoc deu ser una cosa tan complicada, no? Però la iaia... La iaia té curs de pintura i anglés al matí, fa aiguagim a les vesprades, escriu en un bloc a Internet... No tindria temps per fer-los criar! És possible que una iaia com la meua tinga ocells per fer-los criar?

—Sara..., t'has quedat molt callada! Que la teua iaia Tereseta vol comprar-se un canari?

—No. Sí. Bé. No ho sé. Gràcies!

Ella encara somriu més obertament, però jo li faig adéu amb la mà i córrec a buscar l'Arnau.

—De què parlaves amb la mestra?

L'Arnau es gira i la Lluc encara ens mira. Em pense que l'he deixat amb la paraula a la boca, però no vull explicar-li res més. Encara no. Potser la iaia Tereseta no vol fer criar ocells, però el seu nou nòvio sí. Això cal que m'ho anote i ho medite amb calma.

Jo continue callada i l'Arnau ja és a sa casa a la recerca del Pelut, que baixa al carrer amb la mirada moixa. Els tres ens dirigim cap a la botiga d'ocells. Just en aquell moment, però, un esdeveniment inesperat canvia les coses. Mentre travessem la placeta, veig la iaia que gira la cantonada. Va parlant pel mòbil.

—Corre, Arnau, vés-hi.

—Que hi vaja? A fer què?

—A escoltar què diu!

—Jo? Per què jo?

—Perquè sí. Perquè et toca a tu. Fes veure que estàs pel Pelut i que no l'has vista.

L'Arnau fa petar la llengua, en senyal de peresa, però l'obligació és l'obligació. Corre dissimuladament amb el seu gos cap al carreró en el qual ha desaparegut la iaia. El Pelut estossega davant d'aquella cursa inesperada.

—Molt bé. Demà a la nit. Tu porta l'Antònio i jo m'encarregaré de tot. Serà fàcil. Però vés amb compte. Ningú ha de veure com hi entres. A casa encara hi tinc lloc per a ell. S'hi trobarà bé: li he comprat menjar i el podrem mantindre durant un temps. No ho ha de saber ningú que el tenim, eh? —la veu li canvia de cop—. Ui, Arnaaaau, menut, què fas tu per ací? —i diu fluixet—: T'he de deixar. Adéu.

I penja.

Veig com la iaia Tereseta li despentina els cabells arrissats a l'Arnau i li fa festes al Pelut, però des d'on estic no sent res. Al cap d'uns moments, el meu amic torna i ens posem en marxa. Fa un posat tot seriós, i al cap de dos carrers, es para i em diu:

—Sara. Ara ja està tot clar.

—Tot clar? Què vols dir?

—Tot quadra: els crits, el senyor, les visites de nit...

—Parla d'una vegada!

—La teua iaia és una segrestadora.

—Una segrestadora. Què vols dir, una segrestadora?

—Doncs això: una persona que segresta gent i la té tancada a casa.

Em quede molt quieta. És possible que les estàtues se senten com em sent jo ara mateix? L'Arnau continua:

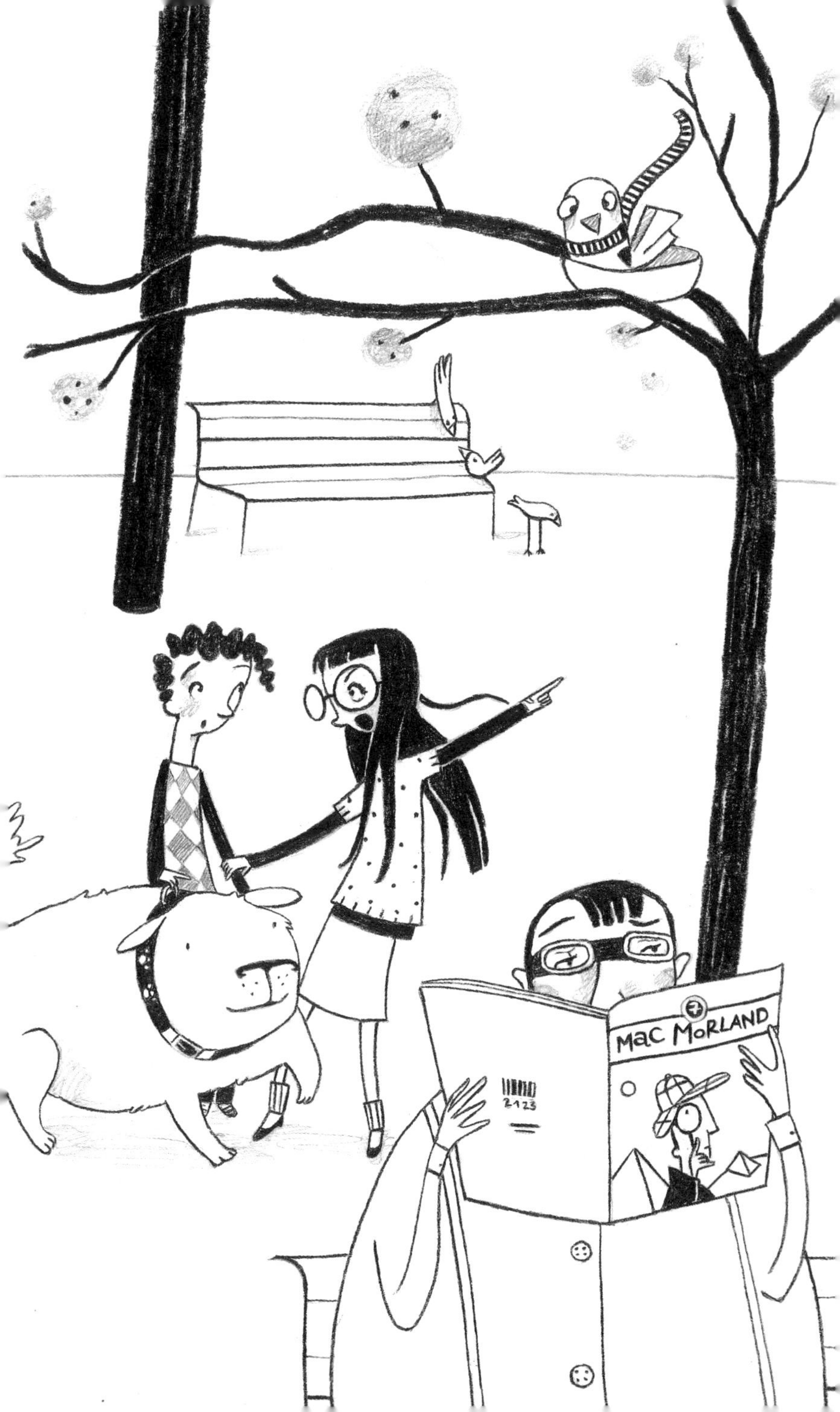

MAC MORLAND

—Demà a la nit ta iaia i el seu còmplice segrestaran un senyor que es diu Antònio.

—Antònio? Para el carro, para el carro. És possible que ma iaia siga una segrestadora?

I en aquell moment em passen tots els records com un flaix, les imatges d'una pel·lícula amb un guió molt evident: els crits en la nit, la iaia i el còmplice, el pis tancat, la compra al supermercat. La iaia és una segrestadora! Però, per què? Per què voldria fer mal a ningú? Que s'ha begut l'enteniment, la iaia Tereseta?

És possible que la iaia sempre haja sigut una delinqüent i jo no en sabera res? Bé, potser els meus pares m'ho volien amagar i jo..., potser cobra una pensió baixeta i no volia demanar-nos diners... Però jo li hauria donat la meua setmanada, les setmanades que feren falta! Però... segrestar algú! Això és el més greu que he sentit mai. De tota manera... Un moment, un moment.

—Però, Arnau, en tota aquesta història hi ha un fil que penja!

L'Arnau em mira, interrogant. El Pelut recolza el morro en els meus peus i tanca els ulls.

—Quin fil?

—Què hi té a veure una botiga d'ocells, en tot això?

De sobte sentim la campaneta d'una porta que dringa. Ens girem i estem al davant d'una paret pintada de verd, amb dibuixos de palmeres i lloros de color blau i groc. Alcem la vista i llegim: «LA SELVA VERDA». Algú ha eixit de la botiga amb una gàbia xicoteta i un periquito gris a dins.

—La selva verda! —exclamem alhora. Ens acostem al vidre de la porta i hi deixem clavats els nostres nassos mentre mirem a l'interior.

—Veus el mateix que jo veig?

L'Arnau fa que sí amb el cap.

—Ara ja no hi ha ni un sol fil que penge... Què farem?

A dins de la botiga, el senyor ben plantat que l'altra nit mirava per la finestra de la iaia ven una parella de canaris a un home amb ulleres de pasta.

7

Fa mitja hora que llegisc el llibre de lectura sense entendre ni una coma. Com no m'espavile, demà em posaran un zero com una catedral, però... És impossible no pensar en cap altra cosa que no siga el segrest de demà a la nit!

Què puc fer-hi? Amb l'Arnau li hem donat cent mil voltes i no hi ha manera d'escapar-nos de casa i plantar-nos al pis de la iaia. Els pares ens tancarien per sempre més a l'habitació i no tornaríem a veure ni a llegir ni una sola història del Mac Morland.

D'altra banda... si els pares saberen quina una en porta de cap la iaia Tereseta... Potser podrien ajudar-la. Farien que li tornara el trellat i que deixara de dedicar-se a coses tan perilloses i il·legals com segrestar persones! Ho hauria d'haver sospitat abans, però tot semblava tan normal en la vida de la iaia...

—Sara, filla, en què penses? No pareix que t'interesse massa aquest llibre que estàs llegint...

A l'hora de sopar se m'acut que potser hauria de confessar tot el que ha passat a la Lluc. Jo crec que ella ens ajudaria. Ella és major d'edat: podria anar a fer guàrdia a ca la iaia i cridar la policia quan el senyor de La selva verda portara l'ostatge.

Dit i fet. Divendres al matí, sense haver llegit ni una línia del llibre de lectura, córrec com si tinguera un mal d'estómac incurable cap a la sala de professors on hi ha la Lluc.

—Bon dia, Sara, et passa res?

Em mira amb cara de son. La mestra de llengua, des de l'altra banda de la sala, em mira amb cara de desconfiança. Deu ser que porte gravat al front «No m'he llegit el llibre de lectura: suspenga'm, per favor», i em mor de la vergonya només de pensar-ho.

—Necessite parlar amb tu amb urgència —faig una pausa i dic en un murmuri quasi incomprensible—: soles.

La Lluc no té miraments a l'hora de repetir-ho:

—Soles? —la mestra de llengua encara ajunta més les celles. Sent que pica amb el taló a terra. «Tap-tap-tap-tap.»

Afortunadament per al meu cor, que batega a la velocitat de la llum, eixim de la sala de professors i ens quedem soles al passadís. D'un sol colp i utilitzant només un o dos punts, li plante a la Lluc la història de la iaia Tereseta i el segrest.

Quan acabe, tinc les mans suadíssimes, com si estiguérem en ple mes de juliol. La Lluc fa aspecte de no saber si esclafir a riure o eixir corrents a buscar la farmaciola per donar-me una aspirina.

—Sara, tu sents el que acabes de dir? No negue que la teua iaia s'ha comportat d'una manera molt estranya, però... Afirmar que és una segrestadora és molt greu! L'Arnau està segur del que va sentir?

Faig que sí amb el cap. Ara mateix, després de buidar-ho tot, em costa seguir parlant. Tinc la mateixa sensació que després de jugar un partit de bàsquet durant mitja hora.

La Lluc s'estira les puntes dels cabells per reflexionar. També ho fa a classe quan eixim a la pissarra i ens observa.

—Bé, mira. Fem una cosa. Jo telefone a ta iaia, parle amb ella, i aclarim el malentés.

—No! —cride.

—No?

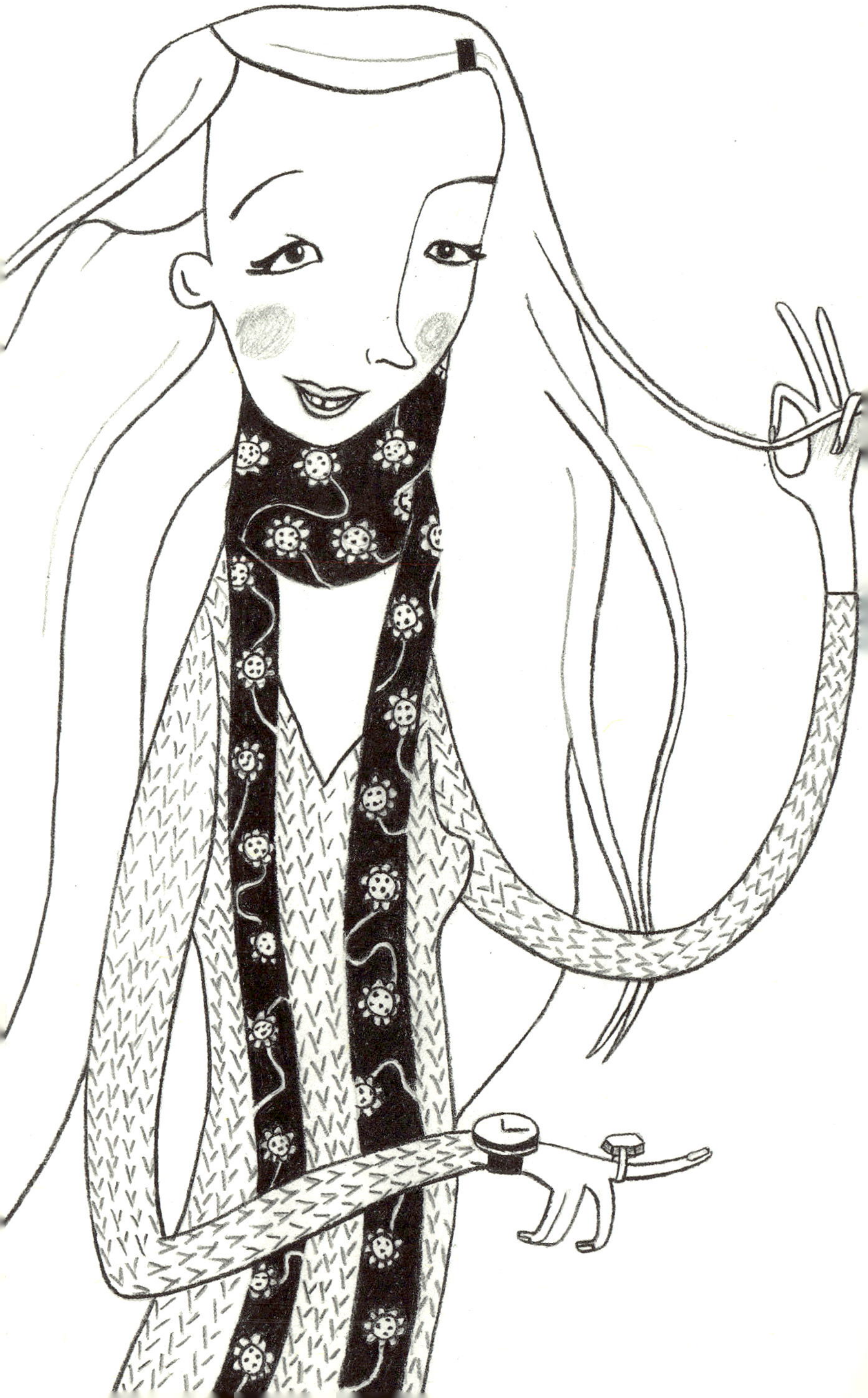

—No veus que si li telefones et dirà una mentida perquè no la descobrisques?

—Sara, vols dir que no n'estàs fent un gra massa?

—Lluc, per què no vas aquesta nit a casa de la iaia a veure què passa?

—A casa de la teua iaia? Però... tu saps el que m'estàs demanant? Mira, Sara. Vés-te'n a classe ara mateix i ja en tornarem a parlar després. I no et preocupes, que tot això deu tindre una explicació.

—...

—Vés-hi.

Faig mitja volta i, amb sensació de fracàs, em dirigisc arrossegant la sola de les sabates a classe de llengua. És possible que Mac Morland s'haja trobat alguna vegada en una situació tan desesperada? No ho crec.

Deixe escapar un sospir. M'espera un divendres llarguíssim i molt i molt desastrós.

8

El que jo no sé, mentre dura la classe de llengua i la mestra em posa un zero com una catedral, és que la Lluc sí que ha decidit fer alguna cosa.

Primer de tot, ha agafat el telèfon i ha telefonat a la iaia Tereseta.

—Bon dia, perdone que la moleste. Sóc la Lluc Rosselló, mestra de la seua néta Sara. No, no, la seua néta està molt bé. No li passa res. És que he trucat a casa dels seus pares i no hi ha ningú i... Sí, sí, ja m'ho imaginava. Treballant. És clar. No, no, la Sara està bé, de veres. És només que aquesta setmana s'ha comportat d'una manera una mica estranya. A vosté li faria res passar per l'escola un moment perquè raonem d'això?

I la iaia li diu que no pot, que està esperant una visita i que no es pot moure de sa casa.

—Però és molt urgent. Sí, sí, ella està bé. Ja, però... No, no està malalta, només es comporta d'una manera... Bé, no, sí. És clar. Amb els seus pares a la vesprada, ja, però... Gràcies, doncs. Adéu.

La iaia Tereseta se l'ha espolsat de damunt tan de pressa que la Lluc s'ha sentit un poc molesta. I la meua mestra de medi, que té una mica de Mac Morland en versió mestra de medi, diu en veu alta:

—M'estic jugant un bon sermó de la directora com s'assabente del que faré. Però... Però, què caram! Me'n vaig a casa d'aquesta senyora a posar punt final a aquesta història de bojos.

I jo tot això ho sé perquè el Manel Peris, de la meua classe, el xiquet més tímid de l'escola, feia una bona estona que s'estava parat al llindar de la sala de professors, esperant per donar-li a la Lluc la llista de la classe. Quan va tornar, m'ho va cantar com un ocellet.

De manera que la classe de llengua encara passa molt més lenta del que jo pensava. Entre el que em cau al damunt i els nervis que tinc, netege l'estómac la mar de bé unes quantes vegades.

Finalment, però, arriba l'hora del pati. I en aquest moment la Lluc m'agafa per banda i em diu en veu baixa:

—Sara, vine. Hem de parlar molt seriosament.

I m'explica això:

—Com que la teua iaia s'ha comportat d'una manera estranya per telèfon, he decidit fer una bogeria. Me n'he anat a casa seua... —fa cara d'estar molt penedida.

—He arribat a la porteria i he picat a l'intèrfon. Però res de res, no contestava ningú. Deu haver-se'n anat durant l'estona que he tardat a arribar-hi. Un veí m'ha obert la porta i he pujat fins al replà. Quan ja era a punt d'anar-me'n i tornar a l'escola amb cara de bleda, he sentit sorolls a dins del pis.

—Sorolls?

—Sara, no m'interrompes. Deixa'm acabar —els ulls de la mestra han canviat. Ara no sembla que faça cara de penediment. Al contrari. Fa cara de conxorxa.

—Més que no sorolls, eren crits. Uns crits fluixets, apagats, però crits.

—Crits! Ja sabia jo que...

—Sara, espera. Quan ja tenia l'orella ben enganxada a la porta i el dit cansat de tocar el timbre, ha aparegut la teua àvia darrere meu. Estava molt enfadada. M'ha preguntat que qui era, li ho he explicat, i pràcticament m'ha fet fora a colps de bossa. Però saps què pense? Pense que era un truc. Ha fingit enfadar-se més del que estava i ha alçat la veu més del que volia perquè no se sentiren els crits que venien de dins del pis.

Com que sóc molt obedient, em quede callada. Però tinc els ulls tan oberts que se n'eixiran de les òrbites. És possible que els ulls isquen de les òrbites davant d'un ensurt com aquest? Bé, ara no ve al cas, però ho hauré de provar davant de l'espill del bany de casa.

—Hem de parlar amb els teus pares. Cridar la policia. Ai, Sara! Això és molt greu! Allà dins hi havia persones que cridaven! Ta iaia ha perdut l'enteniment completament!

L'aspecte de la mestra de medi s'ha convertit en el d'un quadre antic que hi ha a la classe dels grans, els de sisé, on apareix una senyora mig nueta que alça el braç.

I jo, massa atabalada per pair-ho tot alhora, me'n torne corrents al lavabo.

9

La nit es presenta molt mogudeta. Estic emocionadíssima. Menge galetes de xocolata sense parar i tinc les dents negres. Vos explique per què.

Després de les classes, la Lluc m'ha acompanyat a casa dels meus pares i els ha relatat fil per randa tota la història. Ma mare s'ha quedat en blanc, callada, quieta. És possible que haja perdut tot el color de la cara? El pare no deixava de repetir: «Aixònopotser-aixònopotser-aixònopotser», i alçava els braços com un titella.

La Lluc estava espectacularment impactant. Pareixia una agent secreta, una poli de la tele, una companya perfecta per al Mac Morland. L'he admirada tant que he decidit que estudiaré ciències quan siga gran. Però això, ara, no ve al cas.

La mare, finalment, s'ha alçat de la cadira i ha sortit del pis, com una exhalació. Se n'ha anat a casa de la iaia. L'hem seguida fins allà. Ha estat picant a la porta i, com que té una còpia de la clau de la iaia, ha intentat obrir-la. Però, aleshores, ha passat una cosa terrible: la clau no encaixava en el pany! La mare ha perdut els estreps i ha començat a pegar colps a la porta... La iaia, és evident, no es trobava a casa.

De sobte, ma mare ha deixat de pegar a la porta, ha fet mitja volta i se n'ha anat al carrer. Nosaltres tres la seguíem tota l'estona com si fórem un cadell de gos. Se n'ha anat de cap a la botiga d'ocells.

Mala sort. El nòvio ben plantat de la iaia tampoc hi era. La dependenta ha dit que avui tenia el dia lliure. Ens ha explicat que és un senyor jubilat que es diu Eugeni i que, com que s'avorreix, es dedica a tindre cura dels ocells i a netejar-los les gàbies a canvi d'un jornal molt magre.

Esgotats i amb sensació de fracàs, hem tornat a casa. El pare ha preparat unes begudes de taronja i ha tret unes ametles torrades, que eren boníssimes. Aleshores és quan la mare ha decidit per tots dur a terme el PLA.

—Molt bé. La iaia Tereseta s'ha fet gran i ha perdut els papers —ha dit, amb dramatisme—. Com que no vull que l'engarjolen amb l'edat que té,

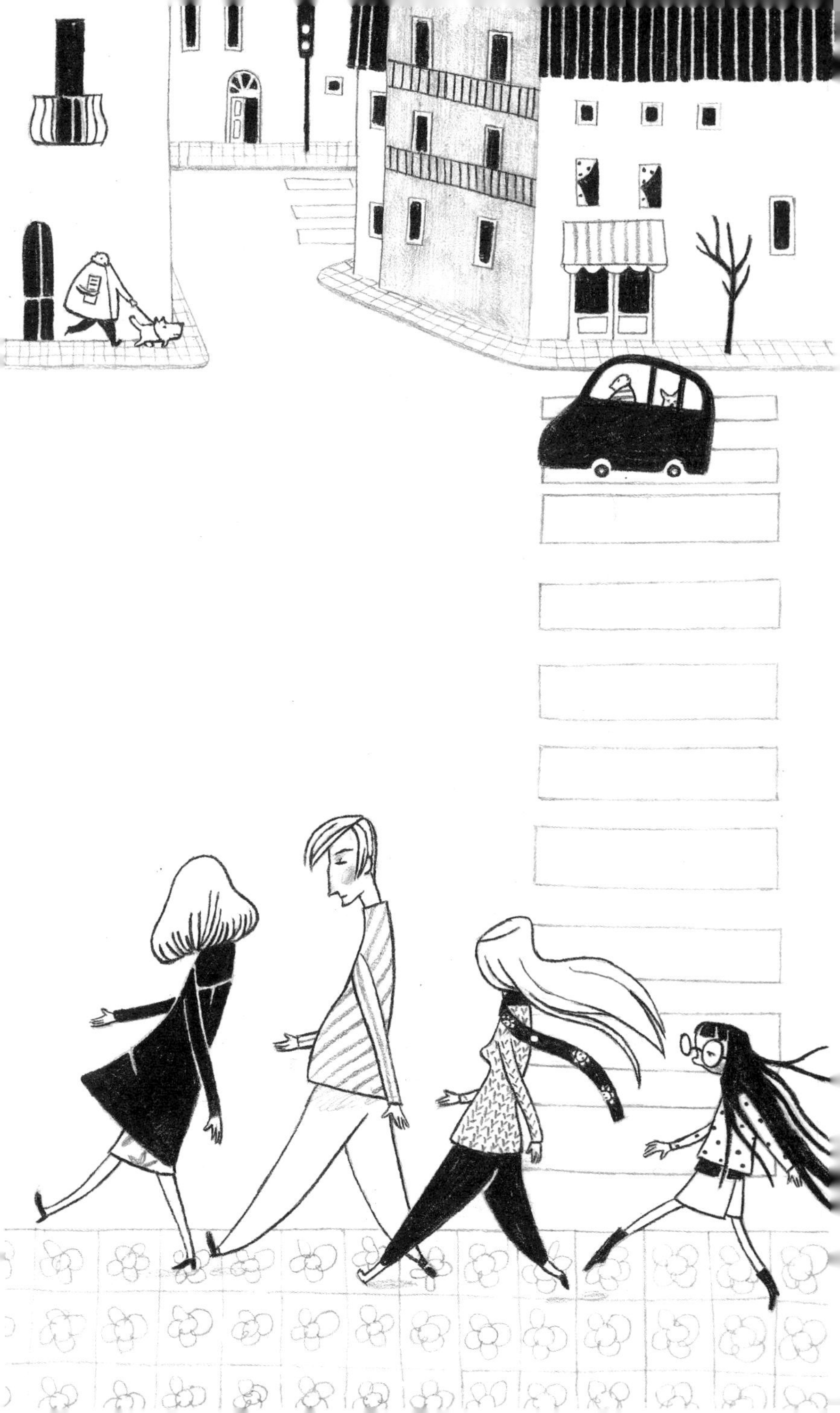

aquesta nit els enganxarem en plena faena, rescatarem els ostatges i la portarem a un metge que l'ajudarà a recuperar l'oremus.

—Mama, què és l'oremus?

La Lluc m'ha fet un gest amb la mà que em pense que volia dir que tancara la boca.

—No vull que la Sara es quede a soles a casa. Aniràs a dormir a casa de l'Arnau, ja parlaré jo amb els seus pares i...

—No, no, mama! No vull estar lluny de casa aquesta nit! I si passa alguna cosa? Que vinga l'Arnau a dormir ací, per favor!

La mare està molt seriosa i mira endavant. Com que és una mica miop, note que fa un esforç per fixar la vista en el rellotge.

—Bé, bé, Sara. Que vinga a dormir ací. Vos deixaré el sopar a punt. Pot portar el Pelut, si vol. Però fins que nosaltres tornem, la mestra vindrà a casa i tindrà cura de vosaltres. No vull que vos quedeu a soles... Com que també està ficada en tot aquest allioli, no hi ha discussió.

La mare mira la Lluc amb cara de sergent. La Lluc prem els llavis amb força, però sé que està desitjant participar en el PLA, encara que siga fent de cangur. Fa que sí amb el cap.

—Ara vull que descansem tots perquè la nit es presenta molt llarga. Va, cada u al seu cau!

I d'això ja fa unes hores, i jo ara sóc a l'habitació i menge galetes de xocolata. L'Arnau, que porta un pijama de quadres de senyor gran, mira per la finestra tota l'estona. El Pelut s'ha amagat davall les flassades del meu llit.

La Lluc arriba, puja a casa, ens fa una besada a cada un, i comença a llegir una novel·la. Abans, però, es posa molt seriosa i em diu:

—No estigues trista, Sara, ja veuràs com la teua iaia torna a estar bé...

Però jo no estic trista. Tinc la teoria que el senyor Eugeni aquest l'ha enverinada i li fa fer coses que ella no faria si estiguera bé de salut. L'Arnau diu que aquesta teoria és una bestiesa. No en té ni idea.

La Lluc està al sofà i sembla que llig tranquil·lament. Sentim que els pares abandonen el pis i al cap d'uns minuts els veiem al carrer.

I, de sobte, es desencadena l'acció. El PLA està en marxa.

10

Li dic a l'Arnau que tanquem el llum i fingim que dormim.

—Per què?

—Com que per què? Doncs perquè d'aquesta manera, quan la Lluc estiga despistada, ens escaparem a casa de la iaia Tereseta!

—Però estàs boja? No ens podem escapar! No tornaríem a tindre vacances mai més de la vida!

El Pelut, que sembla que ens entén, s'amaga encara més davall dels llençols i somica.

—No sigues covard! Els pares ens necessiten. Ells dos a soles no podran ajudar a escapar el senyor Antònio.

—Com ho saps? És que és un senyor molt gros?

—No, home, no! Recorda el Mac Morland! En casos de segrest, cal formar equips. Uns vigilen, els altres alliberen el segrestat... Pareix que acabes de caure de la figuera, Arnau!

M'agrada aquesta frase. La diu molt la mestra de llengua.

L'Arnau no sembla gens convençut.

—I com penses pujar a casa de la teua iaia? No tenim claus.

Faig un somriure astut.

—N'he aconseguit una còpia de la porteria...

—Una còpia? Però... quan? Com?

Però just en aquell moment sentim unes passes que s'acosten i tenim el temps just per amagar-nos dins dels llits i tancar el llum.

La porta s'obri lleugerament i la Lluc trau el cap.

—Sara, Arnau..., que ja dormiu...?

Nosaltres gairebé ni respirem. Només se sent el Pelut, que ara llepa un ninot de goma que li ha portat l'Arnau.

Després d'un minut en el qual sembla que la mestra de medi s'ha convençut que estem fregits al llit, tanca la porta i les passes s'allunyen.

—Arnau! Ara hem d'esperar el moment oportú! Quan la Lluc se'n vaja al bany o a la cuina, paf! Moguem! —dic en un murmuri.

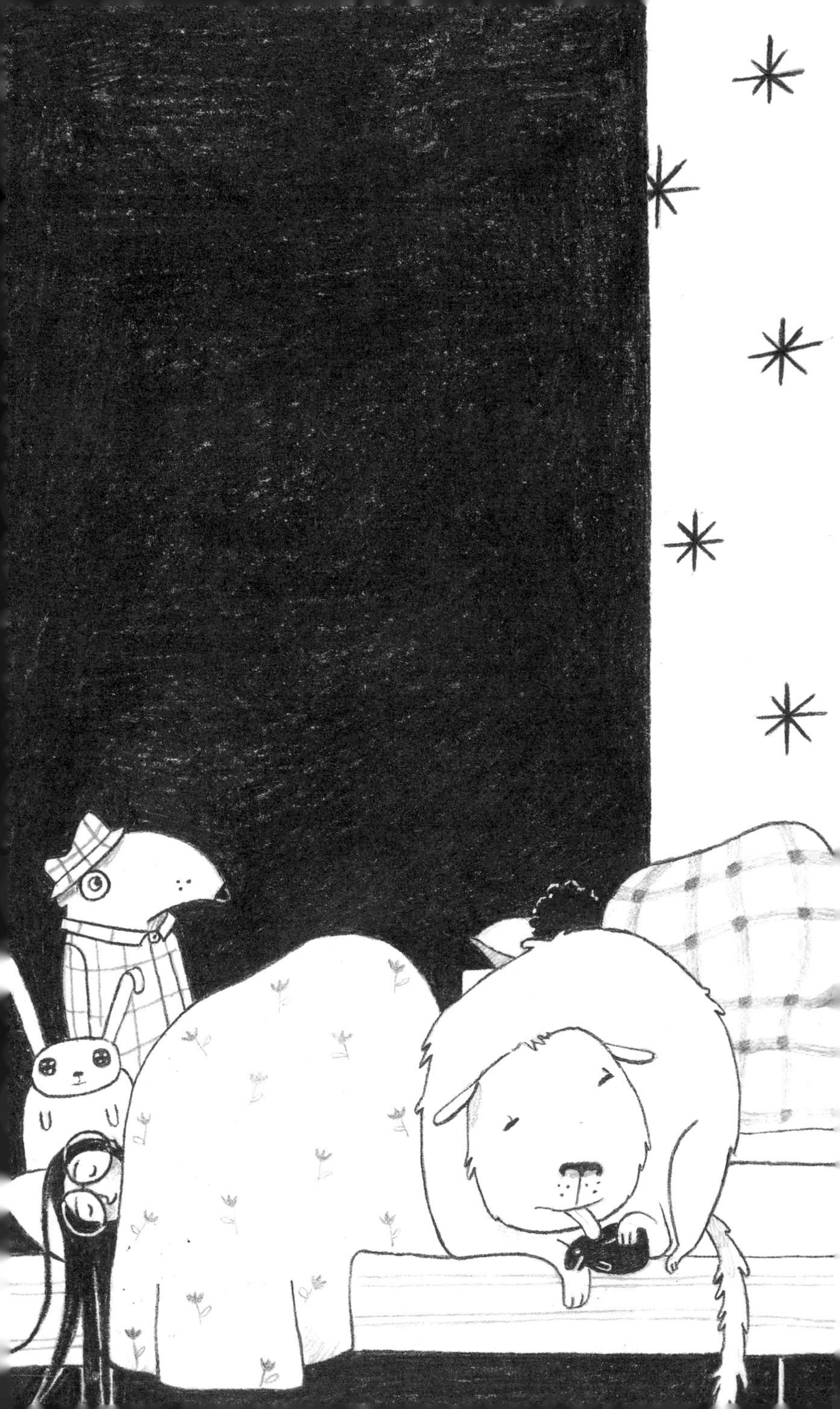

Però l'Arnau no té temps de respondre perquè de sobte sentim el clec de la porta del carrer que es tanca. Ens quedem immòbils i en silenci, novament.

—Què, què ha sigut això? —pregunta l'Arnau.

—Ni idea —m'alce del llit i òbric una mica la porta. Des de la meua habitació es veu el menjador—. Està buit.

—Què?

—El menjador, Arnau! Està buit! —i mentre dic això córrec cap a la finestra, just a temps per veure que la Lluc va en direcció a la casa de la iaia.

—Ara sí que ja no podem perdre més el temps! Tot el món se n'ha anat a alliberar el senyor Antònio! La Lluc ens ha deixat sols!

Em vist de pressa i m'abrigue molt. Sembla que la nit torna a ser freda. L'Arnau es manté quiet davall dels llençols. És un veritable gallina, així que decidisc encomanar-li una altra missió:

—D'acord, Arnau, tu faràs de vigilant. Si en mitja hora no hem tornat, crida la policia.

Obri els ulls com plats.

—La policia...?

—Sí, home. Ací tens el número. Els expliques el que passa i que vinguen.

—Però, vols dir que caldrà...?

De vegades no sé si és possible complicar més les coses. L'Arnau m'està posant molt nerviosa! És clar que ha de cridar la policia si no tornem! L'assumpte és molt greu! Com es pot ser tan i tan gallina?

Li done el paper amb el número dels policies i el deixe ben col·locat davant de la finestra.

I jo note com em suen les mans quan òbric la porta del carrer i pique l'ascensor, que fa un soroll molt fort. És possible que avui les coses tinguen un so més exagerat? Jo crec que sí, perquè sóc capaç de sentir els batecs del meu cor.

11

Al carrer fa un fred que pela, però, per sort, la casa de la iaia és a l'edifici d'enfront. No hi ha ningú i no sent cap soroll. Tot és realment molt estrany.

Com que no vull que ningú em senta arribar, òbric la porteria i puge els pisos a peu. La foscor és molt profunda i ara sí que comence a tindre un cangueli important.

De sobte, m'ature. No se sent res. On caram deuen ser els meus pares i la Lluc?

Arribe al replà de la iaia i, sense esperar-m'ho, s'encenen els llums de colp i volta i dues persones m'agarren ben fort per cada braç. Tinc tanta por que sóc incapaç de xisclar, però, per contra, els qui m'agarren sí que comencen a cridar com si hagueren vist un vampir:

—Sara! Sara! Filla! Què hi fas tu, ací?

És la mare, que fa cara de no entendre res i que trau foc pels queixals. Si això és possible. El pare la fa callar amb un gest de la mà.

—Xxt, silenci! Ens poden sentir els veïns.

—Sara, què caram hi fas, ací? Com has entrat? I la teua mestra, que no et vigilava? Aquesta dona és una irresponsable! I tu no tornaràs a agafar la bici ni a xafar el parc en una temporada molt llarga!

Amb un filet de veu explique als meus pares tota la història. Fan una cara autèntica de prohibir-me les vacances, el parc, la bici i els còmics per a la resta de la meua vida.

—Molt bé, ja parlarem de tot això demà al matí, tranquil·lament. Ara t'acompanyaré a casa: no vull que estigues ací quan arribe la teua iaia.

—Però, mama, i la Lluc? Pensava que seria ací, amb vosaltres!

—La mestra no ha vingut. Deu haver-se'n anat a sa casa. Apa, va, dóna'm la mà, que moguem! —Crec que la fúria li eixirà pels ulls i em fulminarà. És possible que passe una cosa així? Ara mateix no em costa gens imaginar-m'ho...

En aquell moment, però, em salva de la fulminació un soroll inesperat enmig del silenci. De sobte, sentim que l'ascensor es posa en marxa des de la porteria. La mare no em deixa anar la mà, però encreua una mirada d'alerta amb el pare. Em tornen a agafar tots dos com si fóra la fi del món i ens amaguem al costat de la paret de les escales, des d'on no ens podran veure. La llum s'apaga i l'ascensor s'atura en el replà de la iaia.

—Són ells! —dic, fluixet.

—Xxxt!

No veig res, només sent les mans dels meus pares que em premen amb força els braços. Jo estic recolzada a la panxa del pare, que, com que té forma de coixinet, se'm fa més segura i calentona.

S'obrin les portes de l'ascensor i sentim fregadissa de passes i murmuris. I de colp, una veu desconeguda que diu ben fort.

—Socors! Socors!

Tot passa molt de pressa. La mare em deixa anar i, a les fosques, es llança al damunt de les ombres. El pare obri el llum i la brillantor ataronjada d'una bombeta il·lumina l'espectacle del replà.

La iaia està obrint el pany de casa seua i la mare li estira la jaqueta i li diu que no faça ni una passa més. Al seu costat, l'home de La selva verda carrega alguna cosa molt gran que tapa amb un llençol descolorit. Els crits augmenten i alguns veïns obrin les portes.

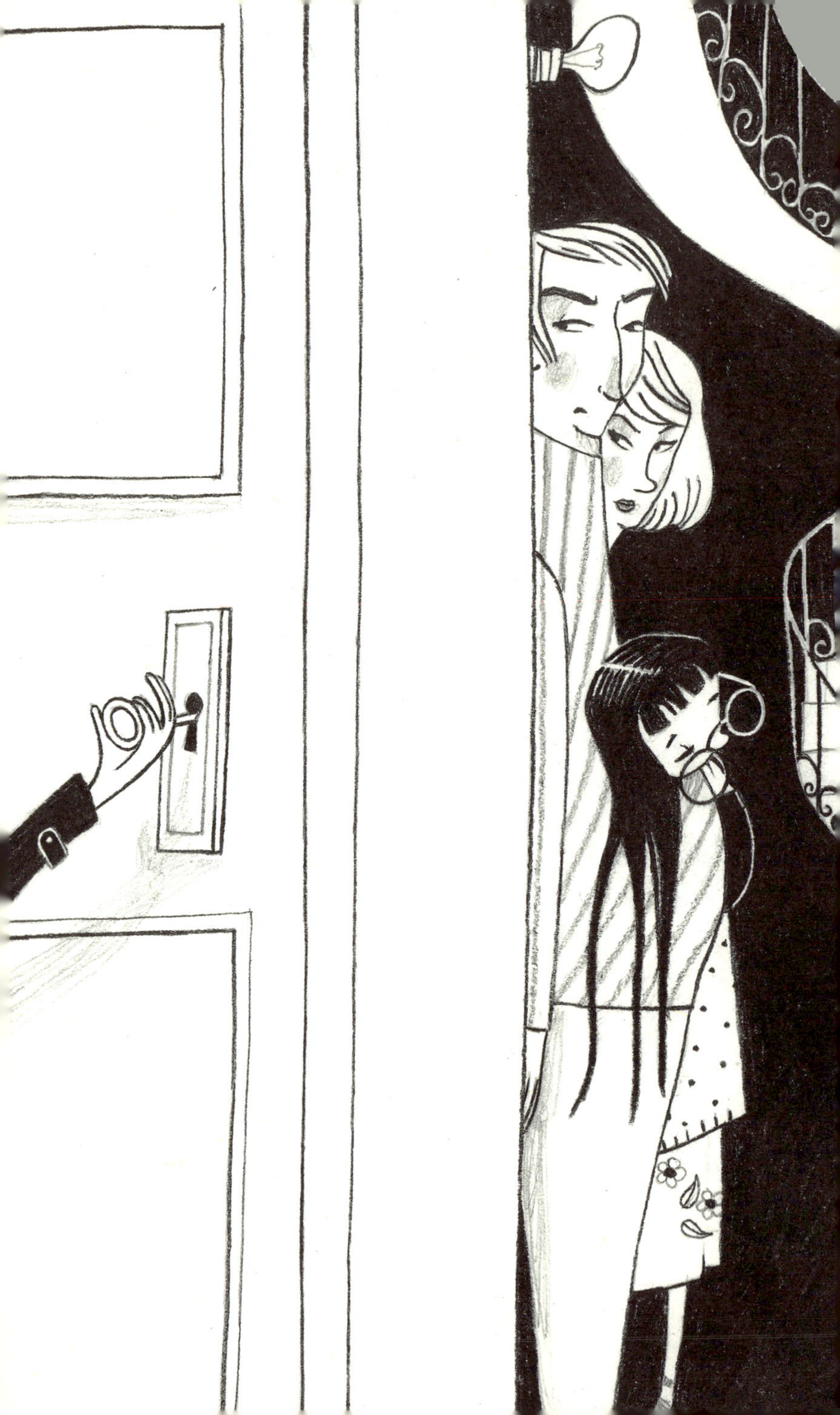

—Què passa ací dalt?

—Socors! Socors!

Jo no puc ni parlar i l'únic que vull és córrer cap a l'Eugeni. Què hi ha davall del llençol? Què hi amaga? És l'Antònio qui crida?

La iaia aconsegueix obrir la porta, però la mare l'espenta cap a dins. El nòvio de la iaia entra darrere seu en silenci mentre els crits davall del llençol continuen. El meu pare m'arrossega també cap al pis i tanquem. Crec que estic suant de l'emoció!

Quan pareix que tot ha arribat al final i que els hem enxampat en ple delicte, se sent una finestra que es trenca en una habitació de dins del pis i algú que xiscla de dolor:

—Ai, quin mal al cul!

12

La iaia corre a l'habitació on se senten els gemecs i troba a terra, de quatre grapes, la mestra de coneixement del medi.

—Vosté, una altra vegada? —diu alçant molt les celles.

—Lluc! —cride jo, tota emocionada. Però la mare no fa cara d'emoció i jo reprimisc el somriure, per si de cas.

D'alguna manera que no comprenc, la Lluc ha aconseguit colar-se al pis de la iaia a través del celobert. Deu ser que s'ha enfilat al terrat i ha botat des del balcó de la veïna de dalt, com un gat. És la meua heroïna!

Intente córrer cap a ella per fer-li moltes preguntes, però el pare em té ben agafada de la mà i no em deixa anar. Me'l mire i endevine la seua cara de voler-se'n anar a casa, posar-se el pijama i dormir. Sembla que em suplique amb la mirada que m'estiga quieta per poder posar punt final a aquest xou com més prompte millor.

—Mare, vés a buscar la farmaciola per curar la mestra —ordena ma mare a la iaia.

Ma mare és una autèntica organitzadora. La iaia rondina alguna cosa, però desapareix pis endins, en direcció al bany. El PLA s'ha acabat.

En aquell moment, però, sona el timbre de la porta. Quan ma mare obri, es troba al seu davant amb l'Arnau, el Pelut i els pares de l'Arnau, que semblen molt enfadats. Es veu que els meus pares no els havien explicat res del PLA...

—L'Arnau ens ha trucat per contar-nos una història que no té ni cap ni peus. Ens podríeu explicar què dimonis està passant ací?

L'Arnau encara porta el pijama de quadres i no diu res. Serà ximplet! Ha avisat els seus pares en lloc de la policia!

Abans que ma mare puga respondre, l'embalum que amaga el nòvio de la iaia davall del llençol comença a cridar novament:

—Socors! Socors! Socors!

I jo faig força per deixar-me anar del meu pare, però no puc.

Darrere dels pares de l'Arnau comencen a aparéixer veïns de la iaia que protesten sorollosament.

—Es pot saber què passa?

—Fa dies que se senten crits! Volem dormir!

—Cridarem la policia!

—És que no saben quina hora és?

I aprofitant el desconcert, finalment aconseguisc deslliurar-me del meu pare i faig un bot per alliberar l'ostatge. Les mans em tremolen quan estire el llençol. Note la mirada de l'Arnau clavada al meu clatell.

El llençol cau a terra, embolicat entre les meues mans, i deixe al descobert una gàbia de color daurat amb un lloro molt gran a dins.

—Un lloro! —cride amb una veritable decepció.

—Un lloro? —pregunta l'Arnau amb sorpresa.

—El lloro! —exclama la iaia, que acaba d'aparéixer pel passadís.

—El lloro, el lloro, el lloro! —repeteix el lloro, alçant unes ales d'uns colors blau i groc espectaculars.

Els veïns comencen a parlar tots alhora i l'Arnau i jo ens mirem sense comprendre res.

—Aquest és l'Antònio —parla per primera vegada el nòvio de la iaia—. És un lloro que hem robat de La selva verda.

Tota història té un final. I el nostre final es veu vindre quan per la porta del pis de la iaia entren, alertats pels veïns, dos agents de la policia que són a temps d'escoltar la darrera frase de l'Eugeni.

—Bona nit, senyores i senyors. Els hauria de demanar a tots vostés que ens acompanyaren a comissaria.

Afortunadament, aquesta vegada estic equivocada i la nostra història no s'acaba ací. Mentre l'Arnau i jo estem plantats davant del lloro amb els llençols a la mà, el Pelut aprofita per ensumar el pis de la iaia a la recerca d'alguna cosa per cruspir. Pareix que sí que troba alguna cosa interessant i es posa a bordar amb totes les seues forces.

—I ara què passa? —pregunten alhora els meus pares, amb expressió d'alarma.

Correm tots junts cap a una de les habitacions del final del passadís: l'Arnau i jo en primer lloc, seguits per la iaia i el seu nòvio, que semblen un parell d'atletes olímpics; els meus pares i els de l'Arnau; els dos policies; la Lluc, que va mig coixa, i tots els veïns en bata i pijama. I tot s'ha de dir, hi ha alguns pijames que combinen uns colors i estampats que no m'hauria imaginat mai que es pogueren combinar. Però això, ara, no ve al cas.

Dins d'una habitació a les fosques, el Pelut borda amb ràbia a una sèrie de paquets tapats amb mocadors. Ma mare encén el llum.

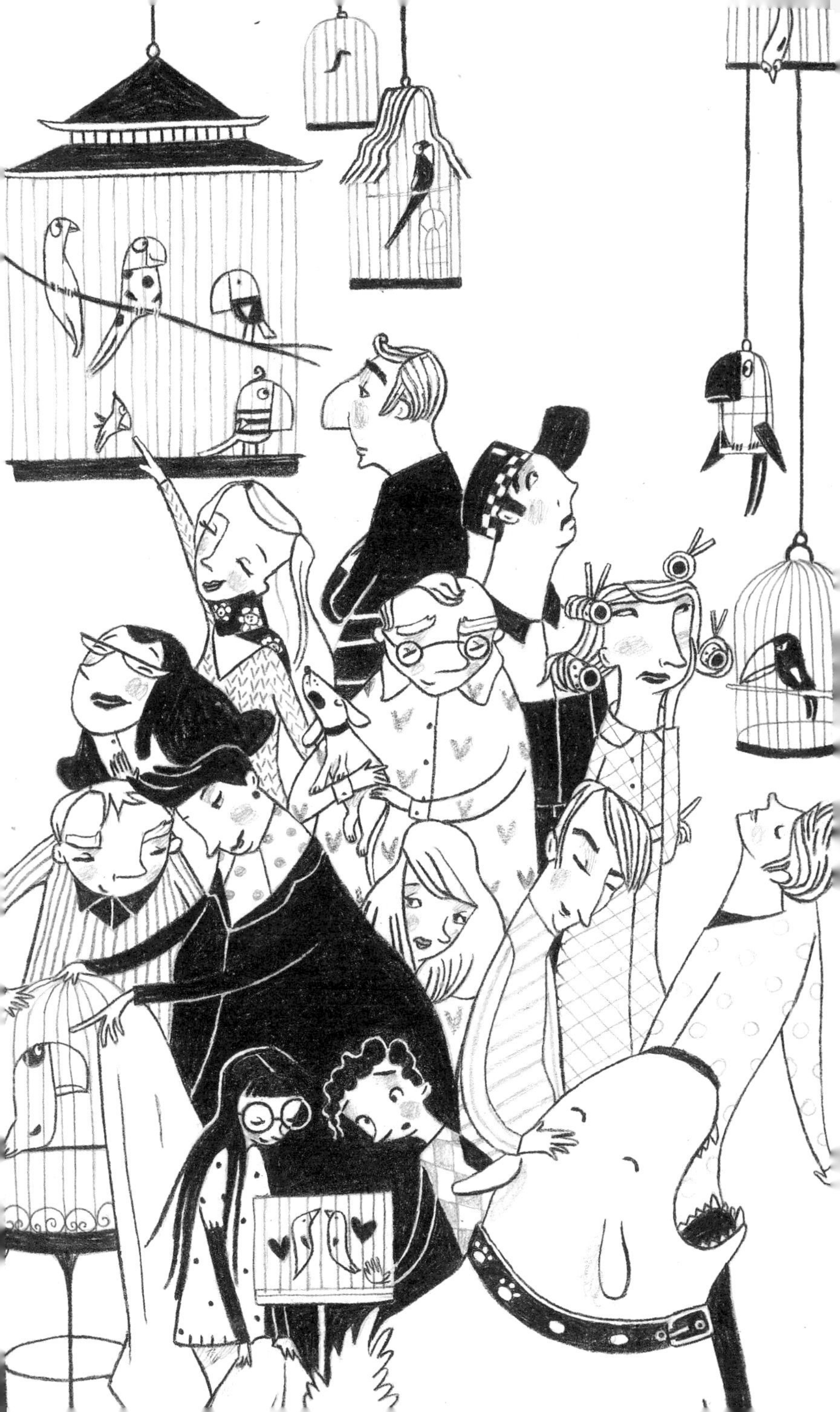

—Es pot saber què és això?

Entre tots anem destapant els paquets d'un en un i per fi descobrim l'origen dels misteriosos crits en la nit: periquitos, canaris, cotorres i caderneres canten alhora de seguida que s'ompli l'habitació de llum.

Al fons, des de l'entrada, encara ens arriba el soroll inconfusible de l'Antònio, que repeteix sense parar:

—Socors! El lloro! Socors! El lloro!

13

És diumenge i la mare fa canelons per dinar. El pare encara està a casa de la iaia Tereseta netejant les gàbies dels ocells, que ara són buides. Jo sóc a la meua habitació, fent els deures. Crec que podria ser-hi fins a l'adolescència, però supose que els meus pares m'aixecaran el castic per bona conducta ben prompte.

Al cap i a la fi, l'Arnau i jo hem ajudat a resoldre un misteri.

Resulta que el senyor Eugeni és un amant dels ocells. No ha sigut mai el nòvio de la iaia, i és una llàstima, perquè ara que el conec pense que fan bona parella. Però la iaia diu que no té temps per romanços. No sé què vol dir.

El senyor Eugeni va esbrinar que els de La selva verda entraven ocells exòtics de manera il·legal al nostre país i que feien negoci amb ells. Els pobres animalons patien d'allò més i no sempre eren tractats amb la cura que es mereixen.

Per això, quan va conéixer la iaia en un xat sobre ecologistes, van decidir rescatar la major part possible d'aquells animals per donar-los una vida millor. El meu pare diu que, d'aquesta gent, se'n diu idealistes. Jo no sabia què era un idealista, però segons el meu pare, l'Eugeni i la iaia es pensaven que podien salvar el món i van ficar la pota fins al fons, perquè el món no es pot salvar d'una manera tan senzilla.

Jo pense que el meu pare no té raó del tot. Al final, hem aconseguit salvar molts ocells i això ja és una cosa molt bona. A mi sí que m'agraden els idealistes.

L'Eugeni té una casa a la platja i entre aquesta casa i el pis de la iaia, s'havien repartit els ocells i els cuidaven. El problema va ser la falta d'espai, els diners que necessitaven i el fet que això no aconseguia aturar les males arts dels de La selva verda: per cada au exòtica que salvaven, els dolents en portaven dues més de l'estranger.

Els policies que vingueren al pis de la iaia van ser informats dels actes delictius dels de la botiga d'ocells. Ara l'han tancada definitivament i els faran pagar una multa i anar a un judici, com a la tele.

La Lluc, com a amant dels animals que és, ha fet un paper molt important en aquesta història per posar remei al patiment dels ocells. La majoria han anat a parar a parcs zoològics o d'aus, on els veterinaris els han curat i els han donat una nova casa més espaiosa i adequada a les seues necessitats.

L'Arnau i jo també hem ajudat a base de bé. Hem repartit qüestionaris entre els nens de l'escola per saber si alguna de les famílies seria adequada per adoptar un dels ocells i cuidar-lo a casa seua. De totes les sol·licituds d'adopció que vam rebre al començament, al final hem regalat quinze ocells, que ja viuen feliços amb les seues noves famílies.

La iaia i l'Eugeni s'han deslliurat de la garjola, però l'ajuntament els ha obligat a fer tasques municipals com a multa per emportar-se a casa seua sense permís tots aquells ocells.

Quan isc de l'escola me'ls trobe la mar de divertits als jardinets que hi ha vora el poliesportiu. Uns dies reguen, els altres planten, també cuiden els arbres i posen noves llavors. Segons diu ma mare, la iaia està furiosa perquè ha hagut de renunciar al seu curset d'aiguagim de les vesprades.

Sent que el pare acaba d'arribar i la mare ja ens crida a taula.

Alce la vista i mire per la finestra. Em pose a pensar en totes les coses que han passat i m'agrada estar a la meua habitació amb les meues coses de sempre. Els còmics, no, perquè els tinc prohibits durant una llarga temporada. La bici tampoc...

Una veu familiar em trau dels meus pensaments.

—El lloro! Socors! El lloro! Socors! El lloro!

Des que vaig adoptar l'Antònio i visc amb ell que no hi ha manera de fer-li aprendre res més. És possible que un lloro tan gran siga tan fava? Bé, ara no ve al cas, però hauria de plantejar-me seriosament fer-li classes de llengua.

—Sara! A dinar! —crida la mare.

Quan sóc a punt d'anar-me'n al menjador, em fa l'efecte que sent un soroll estrany que ve del carrer. Córrec ràpidament cap a la finestra, però no hi veig res de sospitós: de fet, el carrer està buit.

—Antònio, tu també ho has sentit, veritat?

La mare entra a l'habitació. Té els braços plegats i jo diria que fa cara d'impaciència.

Durant el dinar no faig res més que pensar en aquell soroll que he sentit. És possible que no se n'haja adonat ningú més a casa? Havent dinat baixaré al carrer a fer-hi una ullada. Bé, si els pares m'alcen el castic durant deu minuts, és clar...

ÍNDEX

Col·lecció Albades

Sèrie Verda. A partir de 10 anys

1. *Pepet el Geperut i Roc el Panxut i altres rondalles.* Llorenç Giménez i Lleonard Torres
2. *Els guardians de la humanitat.* Virgínia Martínez
3. *Estoig de versos.* Joan Vila i Vila
4. *Mussa, el fill de Barba-rossa.* Joan Pla i Villar
5. *Jeroniet.* Paco Muñoz
6. *Aigualluna.* Joan Manuel Gisbert
7. *Moda amb misteri.* Vicent Marçà i Pep Castellano
8. *El segrest de la guardiana.* Virgínia Martínez
9. *Un mag d'estar per casa.* Teresa Broseta
10. *El Mico Mac Mic i Frederic.* Virgínia Martínez
11. *Ala de Corb.* Enric Larreula
12. *L'oficina dels contes a mida.* Vicent J. Climent
13. *Els bufits de Miliet.* Enric Lluch
14. *El cas de la ploma de plata.* Pasqual Alapont
15. *Mags de la vesprada.* Joan Manuel Gisbert
16. *El paraigua roig en una casa blanca.* Pere Pons
17. *Marta i l'encanteri maleït.* Pep Castellano
18. *Posa una tia Adela a la teua vida.* Núria Pradas
19. *David i el nyítol.* Pasqual Alapont
20. *La iaia és una segrestadora.* Elisabet Roig